AF314356

UN PEU DE MÉDECINE

A PROPOS DE LITTÉRATURE

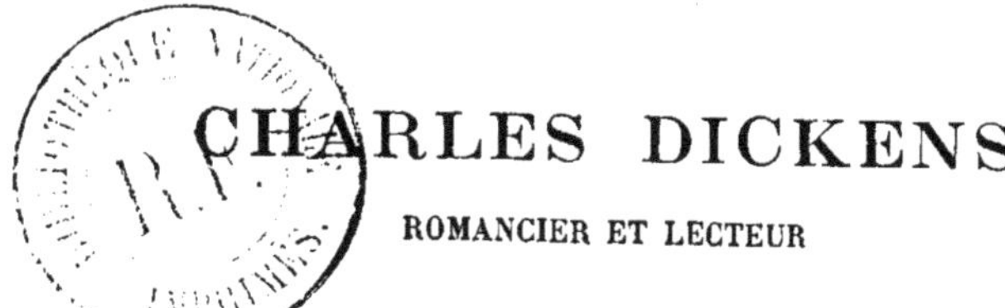

CHARLES DICKENS

ROMANCIER ET LECTEUR

PAR

M. CHARLES DES GUERROIS

Membre résidant de la Société Académique de l'Aube.

TROYES

IMPRIMERIE ET LITHOGRAPHIE DUFOUR - BOUQUOT
Rue Notre-Dame, 43 et 41

1876

UN PEU DE MÉDECINE

A PROPOS DE LITTÉRATURE

CHARLES DICKENS

ROMANCIER ET LECTEUR

Le spectacle de la vie littéraire est le spectacle des agonies : agonie humiliée de Goldsmith, agonie timide et passionnée de Cowper, agonie audacieuse de Chatterton, agonie dorée et fiévreuse de Charles Dickens. Spenser, le poète du *Fairy Queen*, meurt d'indigence ; Otway, l'auteur de *Venise sauvée*, meurt de faim littéralement ; Daniel de Foe est mis au pilori ; Savage, fils d'une femme de la haute aristocratie anglaise, erre la nuit dans les rues de Londres où il n'a pas de foyer. Charles Dickens met du cirage en boîtes à six ans ; à dix-neuf, il est sténographe pour les journaux — je ne sais lequel des deux supplices a été le plus cruel ; Goldsmith pile des drogues dans un mortier chez un apothicaire qui ne lui donne pas de pain ; Johnson va sur la place d'Oxford vendre les bouquins paternels ; Burns, à qui l'aristocratie a souri un moment, jauge des tonneaux d'ale et des

gallons de whisky dans les cabarets écossais ; Cowper se
pend parce que ses amis lui ont procuré une place de se-
crétaire à la Chambre des Lords et qu'il faut aller lire en
cette qualité de *clerk* les procès-verbaux en pleine séance
de cette Assemblée imposante ; Allan Cunningham, le
charmant et sympathique biographe de plus tard, est maçon ;
Miss Burney se consume dans les antichambres de la très-
désagréable reine Charlotte, dans les concerts de ce fou peu
loyal, le roi George III, que nous a dépeint Horace Walpole ;
Chatterton se ronge dans une étude de procureur, et pour
se distraire, fait des faux en poésie (les plus innocents de
tous les faux) ; Gray étouffe sa vie dans les cloîtres solitaires
de Cambridge ; Shelley est chassé de l'Université et renié par
son père, un des plus riches baronets de l'Angleterre ; en
attendant que l'Adriatique l'engloutisse dans ses flots, il mé-
dite sur la pauvreté qui est réservée à ses enfants, petits-fils
de l'opulent banquier de Londres ; Byron est forcé de quitter
l'Angleterre, dont il est la gloire la plus éclatante en face
même de Nelson, de Wellington et de Canning, ces autres
gloires redoutables ; Miss Brontë souffre la gêne et les priva-
tions comme gouvernante — l'admirable roman de *Jane
Eyre* en porte l'impérissable témoignage.

Je pourrais le prolonger longtemps ce martyrologe des
chers poètes, des illustres romanciers ; à quoi bon ? Encore
n'ai-je rien dit d'une autre agonie, plus sombre et plus
longue : l'agonie la plus triste de toutes est celle des
hommes, des inventeurs, des poètes surtout qui, ayant été
toute leur vie à la peine, ne seront jamais à l'honneur, qui
meurent sans même avoir l'espérance illusoire de la gloire
chez les générations de la postérité ; ils expirent sans la suprême consolation, sans avoir senti le serrement de main des
hommes qui vivront dans un siècle, dans mille ans.

Laissons ceux-là, laissons-les, c'est leur destinée, laissons-
les dans leur abandon et leur solitude ; ne nous occupons que
de ceux qui, par la lutte et le succès, ont dominé leurs

contemporains. Dickens est un des plus éclatants, le plus
éclatant peut-être. Qui pourrait entrer en compétition avec
lui ? Ce n'est pas Macaulay l'historien, ce n'est pas Tennyson
le poète-lauréat, ce n'est pas même Thackeray avec ses trois
ou quatre romans, chefs-d'œuvre amers, mais empreints de
quelque froideur. Pour aucun aussi la lutte ne fut ce qu'elle
a été pour l'auteur de *David Copperfield*. Aucun n'a souffert comme lui, aucun n'a été frappé comme lui.

Dickens, au matin de sa vie, dans ces jours où, chez
M. James Lamert, son cousin, l'industriel de Hungerford
Stairs, il mettait, moyennant un salaire de six shillings par
semaine, le cirage en boîtes, était un martyr forcé, forcé par
le *res angusta domi ;* plus tard il est devenu, il faut bien le
dire, un martyr volontaire ; depuis longtemps à l'abri du
besoin, il s'est mis avec une ardeur terrible à la chasse de la
guinée et du dollar, et il a fini par succomber à cette pour-
suite que je me permets, au nom du bon sens — n'étant pas
médecin, je ne peux pas parler au nom de la science —
d'appeler insensée.

Je ne suis pas médecin, ai-je dit. C'est qu'en effet, dans
les conditions nouvelles et redoutables que lui a faites la société moderne, l'exercice de la profession littéraire est devenu, par les conséquences qu'elle entraîne, une question
médicale aussi bien qu'une question intellectuelle, aussi
bien qu'une question morale. Produire, produire toujours,
infatigablement, est devenu la loi. Le critique, l'homme de
la haute critique, se demande : Comment est-il possible à
l'intelligence la mieux douée de se renouveler assez pour
suffire à cette production incessante? Le moraliste, lui,
s'effraie et dit : N'y a-t-il là rien à craindre pour l'état moral,
pour les principes sainement vigoureux de l'écrivain qui a à
compter tous les jours avec les foules exigeantes, capri-
cieuses, *sans scrupules*, elles, pour leurs plaisirs d'esprit,
et qu'il faut satisfaire à tout prix. Le médecin enfin doit s'in-
terroger avec anxiété et se demander : Le cerveau, cet ins-

trument puissant et délicat à la fois, y peut-il tenir, et n'est-il pas condamné fatalement à succomber dans cette lutte incessante, dans cette création forcée et violente? Ne devrait-il pas accuser le grand romancier Dickens d'une sorte de suicide?

Le médecin aurait raison de gronder; mais Dickens, si du fond de sa tombe prématurément ouverte il pouvait parler, aurait bien aussi peut-être quelque chose à dire pour sa défense. Peut-être le romancier, et plus tard le *lecteur* de Londres et de Boston, ne faisait-il qu'obéir forcément à la nécessité qui résultait pour lui de l'habitude contractée par lui au temps où il était *reporter* pour le *Morning Chronicle,* en ce temps où il lui fallait passer les nuits dans une chaise de poste à quatre chevaux, emportée à la vitesse alors surprenante de quinze milles à l'heure, écrivant pour l'imprimeur, à la lueur d'une obscure lanterne et sur la paume de sa main, quelque important discours qu'il avait entendu à la hâte en quelque ville lointaine, et que le sténographe devait rendre avec une parfaite exactitude, sous peine d'être compromis irrévocablement — car il est bon de le dire — le *reporter* en ce temps était la plume sous laquelle revivaient les choses sérieuses (cela est sérieux un moment), il n'était pas le raconteur de petites nouvelles et de gros scandales.

Peut-être aussi (car je me rappelle où je parle et j'aime à mêler à mes récits des observations morales qui les rendent moins indignes d'être présentés à une compagnie savante), peut-être aussi Dickens, dans ces terribles années des lectures en Angleterre, en Ecosse et en Amérique, obéissait-il — en sens inverse — à une loi d'hérédité. Jeune, il avait tant souffert et tant vu souffrir des habitudes négligentes de M. Micawber, car le Micawber de *David Copperfield,* c'est le propre père du romancier, l'insouciant John Dickens, commis de la marine (*clerk in the Navy pay Office*), il en avait tant souffert qu'il s'était tout d'abord rejeté à l'extré-

mité opposée, adoptant la loi du travail forcé, du travail à
mourir — et le pli en était pris. A cette loi, Dickens obéit si
bien qu'il succomba avant soixante ans — si vous voulez le
chiffre exact, c'est 58 ans et quelques mois : né le 7 février 1812, il mourut le 9 juin 1870. Sa naissance comme
sa mort a précédé les grands désastres où, par deux fois, la
France, notre France qu'il aimait, a succombé.

Ne pouvait-il s'arrêter, le grand romancier, le vaillant
lecteur ; ne pouvait-il se réserver comme son grand compa-
triote, le premier des poètes, le plus sage parmi les écrivains, ne pouvait-il se réserver, à l'exemple de Shakespeare,
quelques années entre les grands triomphes et la mort? Non,
il ne le pouvait pas ; c'est comme dans Bossuet : *Marche,
marche!* L'abîme était devant lui, assez d'éclairs dans la
nuit le lui avaient signalé : Marche, marche, il lui fallait s'y
précipiter, y engloutir peut-être les œuvres qu'il avait à exé-
cuter encore.

O tristesse, ô pitié, qu'on ait reçu de la nature ces dons
admirables, cette figure charmante que nous fait aimer le
portrait peint par Maclise (en 1839 — Dickens avait alors
27 ans), se peut-il qu'on ait reçu tout cela pour être un ma-
nœuvre pendant des années, avant la première ligne écrite,
avant le premier essai inséré dans le *Monthly Magazine,*
pour exercer tous les esclavages !

Sur les jeunes souffrances de Charles Dickens, M. Forster,
un vrai écrivain, un vrai biographe (que j'en envie de tels
pour nos grands écrivains!) fait une admirable remarque.
Comme c'est une très-belle page, permettez-moi de la mettre
sous vos yeux (*Life*, t. I, p. 90) :

« L'histoire de la misère d'enfance de Charles Dickens, a
assez fait voir qu'il n'avait jamais, en la traversant, perdu
son précieux don de vive gaieté animée, ou sa native capa-
cité de jouissance dans l'humour ; j'ajoute qu'il y eut pour lui
des gains réels à recueillir de ce qu'il dut supporter, gains
riches et durables. J'ai déjà parlé de ce qui, au commence-

ment de ses difficultés et de ses épreuves, donna à son talent sa direction décisive; nous devons observer, à propos de ce qui suivit, que des très-pauvres et malheureux, dont les souffrances et les luttes, et les vertus aussi bien que les vices qui résultent de leur misère, ont servi à faire ses plus éclatants succès, de ces pauvres, ses épreuves d'enfant l'avaient fait l'un d'eux. Ce n'étaient pas ses clients, ceux dont il plaidait la cause avec tant de pathétique et d'humour, ceux en faveur desquels il obtint le rire et les larmes de tout le monde, ils étaient en quelque sorte lui-même. Et il ne faut pas compter comme une faible part de cet évident avantage qu'il ait acquis son expérience à cet égard dans son enfance et avant d'être homme; que de ces épreuves il ait cueilli seulement la meilleure partie, la fleur et le fruit, et que de la partie la plus mauvaise, de la terre où la semence avait germé, rien ne se soit attaché à lui comme souillure. »

Tel que nous l'avons vu, si bien doué au physique — car la force chez lui répondait aux agréments de la figure — Dickens n'avait pas reçu un moindre partage au moral : si bien doué du côté de la pénétration qu'il a pu assurer à son biographe et ami, M. John Forster (*Life,* t. I, p. 42), que jamais il n'a eu lieu de revenir plus tard sur les impressions qu'il avait dû recevoir et se former dès les premières années de son adolescence (*boyhood*), sur n'importe quelle personne.

Les neuf premiers essais de sa plume paraissent dans le *Monthly Magazine* et ne lui rapportent pour tout paiement que l'honneur de s'être vu imprimer dans un journal. Bientôt les *Esquisses de Boz* (*Sketches by Boz*) insérées dans l'*Evening Chronicle* ont meilleure fortune et sont assez bien payées. Dès lors il est lancé; plus n'est question du métier de *reporter*.

Dickens est son maître — sauf le bon plaisir des éditeurs — mais il est à lui-même, comme romancier, un maître guère moins exigeant que jadis les directeurs de journaux ne l'étaient pour le sténographe. Aux *Esquisses* succèdent bientôt les *Pickwick Papers :* le romancier ne s'arrêtera plus dans cette carrière vertigineuse qu'il lui faut dès lors parcourir jusqu'au bout, jusqu'à ce terme où un jour du printemps de 1870, il tombera pour ne plus se relever.

Le public, ce terrible public qui ne connaît pas de mesure dans l'admiration comme dans le dédain, qui ne vous regarde pas ou qui abuse de vous, lui arrache des mains les feuilles humides encore, les parties à peine achevées de ces admirables romans qui vont se pousser les uns les autres, *Oliver Twist, Nicholas Nickleby, Barnaby Rudge,* l'*Horloge de Maître Humphrey, Vie et Aventures de Martin Chuzzelewit, Dombey et Fils,* et ces autres récits plus courts qui revenaient chaque année à l'époque de Noël, pour faire le bonheur de tous les foyers de l'Angleterre : *Les Carillons ; Christmas Carol ; Le Grillon du Foyer ; La Bataille de la Vie ; L'Homme hanté et le Marché de l'Ombre ;* et enfin, comme pour marquer le point culminant, le grand roman *autobiographique : David Copperfield.*

Arrêtons-nous un moment à ces jours heureux qui ne dureront guère. Dickens a loué un cottage à Twickenham, le Twickenham de Pope (saluons en passant ce nom d'un merveilleux poète que notre siècle se donne les airs de dédaigner, je ne sais trop pourquoi vraiment !). Là, en compagnie de quelques amis choisis et dignes de lui, le juge Talfourd, biographe de Charles Lamb ; Thackeray, l'auteur du *Vanity Fair ;* Douglas Jerrold, le spirituel satirique, rédacteur du *Punch ;* Forster lui-même, biographe de Goldsmith et de Walter Savage-Landor avant de l'être de Dickens, le peintre Maclise, qui n'a l'air de rien voir et qui voit tout, qui, paresseux et insouciant en apparence, travaille et crée ; ayant autour de lui encore, ensemble ou successivement, Edwin Landseer, le peintre Cattermole, le romancier Ainsworth, il passe, non sans douceur, les jours irrévocables de la jeunesse. Comme personne, il jouit de cette existence heureuse dans l'amitié; et puis bientôt il reprend sa course, un jour créant ces redoutables personnages, les Chuzzlewit, les Pecksniff, un autre l'aimable mistress Peerybingle, Dot Peerybingle, l'héroïne du *Cricket,* et, dans le *Magasin d'Antiquités,* cette admirable figure de la petite Nell, dont la mort, on peut le dire, a fait pleurer toute l'Angleterre — heureux pays qui peut pleurer sur des créations imaginaires, cela le dispense de pleurer sur autre chose. — Peut-être la connaissez-vous, Messieurs, cette si touchante créature, la petite Nell, et certes, vous ne l'aurez pas oubliée.

En 1849, Dickens, au comble de la gloire, se sentant maître des sympathies de l'Angleterre, de l'Amérique, et on peut bien le dire, du monde entier, se retourne vers ses jours enfants, ses jours adolescents, il revoit, avec une mélancolie indulgente et qui laisse place à la gaieté, cette époque qui dans toute vie, ce semble, devrait être le sourire, qui dans sa vie à lui n'a été que la souffrance, et sous des noms, dans des cadres fictifs, il retrace le tableau des épreuves qui lui ont été imposées. Dans cet admirable tableau, l'irritation n'a point trouvé de place; la paresse insouciante, l'amour du plaisir de Micawber (le père du romancier) sont touchés d'une plume pleine de mansuétude dans l'humour, et c'est cette indulgence même qui a donné à Charles Dickens le cœur de tous ses lecteurs. Comme le dit M. John Forster, à propos d'un personnage du *Magasin d'Antiquités,* Dick Swiveller (*Life,* t. I, p. 260), » les cœurs qui se tiennent résolûment fermés et refusent de s'ouvrir aux victimes de la destinée en général, s'ouvrent d'eux-mêmes aux personnages qu'il a mis en scène ici. »

C'est, après *Copperfield,* le succès, le triomphe, la consécration suprême du nom de Dickens, qu'on peut placer le commencement de la question médicale que j'ai indiquée : l'influence de la composition intellectuelle sur le tempérament de l'écrivain; jusqu'à quel point le cerveau se prête-t-il aux efforts de la volonté de créer par l'intelligence? C'est alors qu'elle commence ou du moins qu'elle se complique, la redoutable question, car, à vrai dire, elle est née auparavant. Dickens n'est pas de ces écrivains impassibles qui s'asseoient à leur bureau et dressent le procès-verbal de leurs pensées et de leurs sentiments comme on dresse un procès-verbal d'inventaire; Dickens ne ressemble pas à l'heureux Richardson qui disposait à son gré, et sans s'émouvoir outre mesure, de la vie ou de la mort de Clarisse ou de Clémentine. Dickens *est* le personnage qu'il crée; il en éprouve toutes les émotions, et par un autre phénomène psychologique non moins étrange, il se dédouble, il *voit* son personnage comme un être séparé, il pleure sur lui s'il est malheureux. Ainsi ce n'est pas sans se sentir brisé qu'il a créé la petite Nell (*Life*, t. I, p. 261). Il écrit à M. Forster, en novembre 1840, alors qu'il est au fort de cette création immortelle : « Vous ne sauriez vous imaginer (j'écris et je parle sérieusement) combien je suis épuisé aujourd'hui de mon travail d'hier. Je me suis mis au lit dans un parfait abattement et n'en pouvant plus. Toute la nuit j'ai été poursuivi par l'enfant; et ce matin je ne me remets pas et demeure misérable. »

Quelques jours plus tard encore, il écrivait à ce même ami (*Life,* t. I, p. 263) : « Cette partie de l'histoire ne doit pas être menée au galop, je vous le dis. Je crois qu'elle viendra superbement (*famously*), mais je suis le plus misérable des misérables. Cela jette sur moi l'ombre la plus horrible, et c'est tout ce que je peux faire que d'aller. Je tremble d'approcher du lieu, bien plus que Kit, bien plus que M. Garland, bien plus que le Monsieur qui vit seul (*single Gentleman*). Je ne m'en remettrai de longtemps. Elle (toujours la petite Nell) me manquera comme à personne. Cela m'est si pénible que je ne puis véritablement exprimer mon chagrin. »

Sa sensibilité même ne s'arrêtait pas ici ou là; elle allait à tous ceux qui souffrent. Parlant de ceux qui travaillent et qui peinent, il disait (*Life,* t. II, p. 99) : « Je voudrais que nous fussions tous, comme autrefois, dans Eden ; Je le voudrais pour ces pauvres créatures du travail et de la peine. »

Ainsi composait le grand romancier, ainsi il donnait sa vie en proie à son génie — la vie, bien peu de chose quand à ce prix il est donné de conquérir l'immense succès qui, dans les deux mondes, d'un bord de l'Atlantique à l'autre, accueillit la petite figure immortalisée dans la pureté et dans la mort.

Ainsi, je le répète, Dickens épuisait, au profit de ce monde imaginaire, son sang et ses nerfs. Et si ce n'eût été que cela encore ! Mais il donnait bientôt à la médecine et à la maladie de bien autres prises sur lui. Je ne fais pas une biographie de Dickens; je ne le suivrai donc point ici dans la composition successive de ses ouvrages, pas plus que je ne le suivrai dans ses excursions diverses en Amérique, en Italie, en Suisse et en France. Je veux m'attacher à mon sujet et me renfermer dans des bornes étroites. Je dirai donc ceci : On comprend qu'avec un tel système de composition, imposé par le tempérament et réagissant à son tour sur le tempérament, l'existence se consume rapidement ; mais le génie aussi s'use et s'écoule vite. De la petite Nell à David Copperfield, neuf ans se sont écoulés, et loin de faiblir, l'écrivain a pris de la vigueur, il a grandi. Il a atteint alors le point qu'il ne dépassera point, il a créé son chef-d'œuvre : *Exegi monumentum.* Dickens a dépassé le milieu de la vie qui lui est assignée; mais il n'a dépassé que de peu le tiers de sa carrière de romancier : il faut aller dans cette route où le public vous attend, vous provoque de ses cris impatients. A partir de cette époque, de 1850 ou 1852, Dickens éprouve quelque fatigue, quoique insensible encore pour le public, plus avide que jamais de ses ouvrages. Il faut donc produire toujours, se renouveler incessamment. Les per-

sonnages du monde imaginaire, non moins exigeants que
ceux du monde réel, frappent à toute heure à sa porte, et à
leur coup de marteau impérieux, il faut ouvrir, voulût-on
même se reposer un jour, une heure, jouir délicieusement
du ciel de l'Italie, du calme de la Suisse, de la société de
Paris ou de la plage de Boulogne. *Bleak House*; *les
Temps difficiles*; *la Petite Dorrit*; *Aux Abois* (*Hunted
down*); *Grandes Espérances*; *Notre Ami commun*, se succèdent avec rapidité, c'est une cascade de romans. On se
perd dans le bruit des applaudissements qui viennent de
toutes les maisons, de tous les palais, de toutes les chau-
mières de l'Angleterre, de l'Ecosse, de l'Irlande, des Etats-
Unis, du monde entier. Puiser toujours à la source, et la
trouver intarissable, toujours limpide, qui le pourrait? Pourtant, pas d'arrêt possible, pas de congé à obtenir; le romancier, à toute heure, qu'il se réfugie au bord de la mer,
chez un ami, dans sa maison de Londres ou dans sa dispen-
dieuse retraite de Gadshill-Place, a derrière lui cet impi-
toyable créancier, le public; il ne demande pas d'argent, ce
créancier, il en apporte, mais il demande des Olivier, des
Cheeryble, des Nell, des Dorrit, des Paul Dombey, comme
si cela se trouvait aussi facilement que la guinée qui le
paie. Toujours le refrain : Marche, marche !

Les exigences de la vie redoublent; la famille est venue,
nombreuse, et à laquelle il faudra pourvoir. Or, voilà qu'à
la composition de ses ouvrages Dickens ajoute la composition et la direction d'un journal, d'un journal politique
d'abord, le *Daily News*, mais il s'en retire vite, puis d'un
journal littéraire, le *Household Words*; il s'impose les
soins, les embarras, les soucis toujours renaissants qui résultent d'une telle entreprise. Enfin voilà qu'à un jour
donné, après des tiraillements prolongés, les troubles domes-
tiques (nécessairement accompagnés de troubles pécuniaires)
viennent s'ajouter aux nécessités de l'existence. L'instru-
ment de la création intellectuelle se lasse et parfois se ré-

volte : le romancier reste des matins en face de son papier blanc sans rien trouver. Il s'interroge, sans s'inquiéter positivement ; il a de plus en plus conscience de cette fatigue de sa pensée : il sent qu'il faut chercher ailleurs la mine d'or qu'il est exposé à ne plus trouver un jour dans la caisse de Bradbury et Evans.

Le hasard en quelque sorte l'avait mis sur la trace de la découverte. Un jour, étant à Birmingham, dans l'intérêt d'une œuvre publique qu'il tenait à faire réussir — Dickens mettait volontiers son éloquente parole au service de ces œuvres sociales, institutions ouvrières, fondations d'hospices, écoles publiques — un jour il avait promis de lire en public son *Christmas Carol* et son *Grillon du Foyer*. Il avait tenu parole : le 27 décembre 1853, il avait lu le premier de ces ouvrages ; le 29 décembre, le second. Le succès avait été très-grand, et le romancier, par suite de cette double lecture, avait pu verser dix à douze mille francs dans la caisse de l'Institut qu'il s'agissait de fonder.

Ce fut une révélation pour le lecteur. Il savait désormais qu'il avait sa mine d'or et qu'il y puiserait quand il le voudrait. Révélation fatale, nous pouvons l'affirmer aujourd'hui, car les lectures ont tué le grand romancier.

Beaucoup de villes, beaucoup d'instituts d'ouvriers ou autres sollicitent son concours, et de 1853 à 1858, Dickens donne un assez grand nombre de lectures très-productives, mais désintéressées pour lui-même. C'est en 1858 seulement qu'il entre dans cette carrière des lectures payées, que va saluer un immense et unanime applaudissement, que va inonder une pluie de guinées telle que jamais écrivain auparavant n'en avait pu concevoir l'idée, non pas certes Fielding ou Smollett, à peine l'auteur de *Waverley* et de l'*Antiquaire*, un demi-siècle auparavant. Dickens était un lecteur si puissant, si savant à saisir la note, à trouver l'effet, que souvent, dans ces vastes auditoires qui l'entouraient, on vit, sous le coup de l'émotion, s'évanouir des femmes.

Les objections pourtant ne manquèrent pas à Dickens. Elles ne lui furent pas ménagées par ses amis, inquiets de l'imprudence avec laquelle il compromettait, par ces exhibitions publiques, son succès littéraire encore intact. Il fut sourd aux objections, il n'entendait que la voix irrésistible qui le poussait dans cette carrière nouvelle, fatigante et attrayante.

Popularité unique, popularité en présence et en personne, où se réunit comme en un lit commun, en un large courant, la double popularité de l'écrivain de génie et du puissant acteur.

Cette popularité de très-bon aloi, accueillie avec cordialité par lord John Russell, alla jusqu'au palais de Windsor. La reine Victoria avait beaucoup désiré entendre Dickens lire le *Carol,* mais elle n'avait pu satisfaire ce peu ambitieux désir — les rois souvent ne peuvent se donner ce qui s'offre aux simples mortels (1).

Donc Charles Dickens va paraître sur la plate-forme. Les objections pourtant étaient fondées, les amis avaient raison, et encore n'avaient-ils pas pressenti sans doute toute l'étendue du mal que le populaire lecteur allait se faire sur ces plate-formes encombrées, dans cette atmosphère de passion provoquée et répercutée. Ils purent le pressentir pourtant. Ils savaient d'avance ce que nous savons maintenant pour l'avoir appris du biographe ami. Ils connaissaient chez leur ami certaines dispositions morbides ; ils se rappelaient qu'en 1849 déjà, étant pour se refaire et com-

---

(1) La reine, qui avait un goût très-vif pour Dickens, acheta à la vente de Thackeray ce *Carol* qu'elle n'avait pu entendre lire, l'exemplaire même qui avait été offert par l'auteur de *Copperfield* à l'auteur du *Vanity Fair*. Il lui fut chaudement disputé, car elle le paya 25 l. 10 sh. (637 fr. 50 c.). Le prix originaire était de 5 shillings. Tout dernièrement, c'est l'*Evening Standard* qui nous l'apprend, le manuscrit du *Christmas Carol*, dans une vente d'autographes à Londres, a atteint 55 l. (1375 fr.).

poser ses esprits, à Bonchurch, sur les bords de la mer, il avait éprouvé une absolue prostration de mauvais augure, assoupi le jour, sans sommeil la nuit, incapable de lire un instant, accablé d'une toux profonde et continuelle. Autres symptômes morbides. De tout temps il a eu un besoin maladif du mouvement des rues de Londres; il faut qu'il se promène longuement au soir dans ces rues animées, bruyantes, où règne comme une tempête d'activité. C'est dans le tumulte des voitures, des piétons affairés qui s'agitent, se poussent, se cherchent ou se fuient, qu'il voit — de seconde vue — ses personnages, qu'il trouve le mot décisif d'une situation. Quant il était à Gênes, à Lausanne, ce mouvement des rues de Londres lui manquait par-dessus toutes choses : le mouvement même de son imagination en était ralenti. Que dire encore du besoin de locomotion violente qu'éprouvait Dickens? Jusqu'au cœur de l'hiver, il fallait qu'il fît d'immenses courses sous la pluie, dans la neige. Il y a là, ce me semble, et je ne crois pas être démenti par nos savants collègues les médecins, un symptôme morbide chez le romancier, une marque d'inquiétude nerveuse — *restlessness*, comme ils disent si bien de l'autre côté de la Manche. Il lui fallait d'ailleurs autour de lui des chiens, des corbeaux (il a immortalisé l'un de ceux-ci dans *Barneby Rudge*).

Comparez cela, si vous voulez, au tempérament bien équilibré de sir Walter Scott, qui, sans qu'il y paraisse, et sans que s'en doutent les hôtes d'Abbotsford, écrit au matin ses romans, puis, la serpette en main, va d'un pas négligent ébrancher les jeunes arbres de ses plantations, pêcher le saumon ou chasser avec ses amis.

C'est avec ces dispositions peu rassurantes dans une constitution d'ailleurs robuste, que Dickens va affronter la redoutable carrière des lectures publiques. Il est condamné d'avance; il a porté, il a écrit sa condamnation. Lisons les lignes de l'arrêt. Il contient une éloquente leçon, surtout si nous le rapprochons des enseignements du passé.

Dickens, dans ces douze fiévreuses années qui vont de
1858 à 1870, a donné quatre séries de lectures. La première série alla du 22 avril 1858 au 27 octobre 1859, et
elle embrasse, avec Londres et les principales villes d'Angleterre, l'Ecosse et l'Irlande. Vie de fatigue et d'epuise-
ment pour celui qui s'y livre. Un jour il est dans une ville,
le lendemain dans une autre, à cent milles, à cent cinquante
milles de là. Aujourd'hui à Belfast, demain à Dublin, à
Manchester, à Leeds, et dans chaque ville, il faut renvoyer
des centaines et des centaines de personnes ardentes de
sympathie, avides d'entendre, d'applaudir le puissant lecteur, de lui donner un signe de reconnaissance et d'affection — car pour tous il est un ami, un bienfaiteur, pour
tous il n'a eu que des enseignements excellents : sa voix est
celle du foyer, de la paix.

Partout le succès est très-grand, très-excitant : « A
Aberdeen, dit-il lui-même dans une lettre, nous eûmes un
auditoire débordant jusque dans la rue deux fois dans un
jour. A Perth (où en arrivant je croyais n'avoir personne)
les gens de qualité (*gentlefolk*) vinrent en poste de trente
milles à la ronde, et la ville entière venant à son tour, rem-
plit une immense salle. Auditoire aussi prompt à saisir,
aussi plein de feu et d'enthousiasme que tout ce que j'ai jamais vu. A Glasgow, où je lus trois soirées et une matinée,
nous avons encaissé l'énorme, la prodigieuse somme de
600 livres (15,000 francs). Quant à l'effet, j'aurais voulu
que vous en fussiez témoin après la mort de Lilian dans les
Carillons, ou quand Scrooge s'éveille dans le *Carol* et
parle au jeune garçon sous la fenêtre. Et hier à la fin de
Dombey, dans l'après-midi, sous la froide lumière du jour,
après une courte pause, tous ils se levèrent en pieds, les
gens de condition et les simples gens; ils éclatèrent en un
bruit de tonnerre, et agitèrent leurs chapeaux avec une si
étonnante cordialité et affection, que, pour la première fois

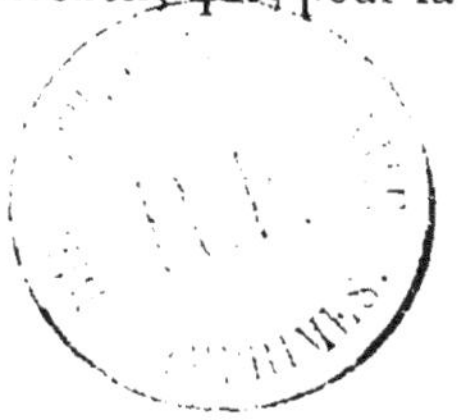

dans ma carrière publique, je fus enlevé tout à fait et ne tins plus absolument sur mes jambes ; je vis mes dix-huit cents auditeurs rouler d'un seul côté comme si un choc du dehors eût ébranlé la salle. Malgré tout, je dois vous l'avouer, je désire fort arriver au terme de mes lectures, et me retrouver chez moi, pouvant m'asseoir et penser dans mon cabinet. »

De telles scènes, cela décuple, centuple la vie, mais cela l'use aussi, car on vit des mois et des années en un pareil moment. — Et vous me permettrez d'ajouter : Voilà comment comprennent, comment sentent, comment applaudissent ces *froides* populations du Nord, dont, à un moment donné, sortent un Shakspeare, un Fielding, un Dickens, un Fox et un Burke !

Dès cette époque, des offres tentantes vinrent à Dickens de l'Amérique, puis un peu plus tard, de l'Australie. On lui offrait 250,000 francs, s'il voulait passer huit mois dans ce dernier pays. Ces offres, il les refusa toutes deux, il roulait dans sa pensée quelques grandes œuvres encore, et il voulait se réserver le temps et la liberté de les accomplir : le *Récit de deux Cités, Grandes Espérances, Notre Ami commun,* allaient éclore sous cette plume merveilleusement féconde, merveilleusement sympathique.

Il va de ses livres à ses lectures, de ses amis du coin du feu à ses amis des vastes salles, des immenses auditoires.

Il allait commencer la troisième série de ses lectures. Il s'était accordé un petit congé en France, et il revenait plein de son ardeur accoutumée, prêt pour de nouveaux emplois de sa force et de sa volonté, quand au retour, c'était le 9 juin 1865 (anniversaire auquel cinq ans après répondit un anniversaire plus triste), il se trouva dans le terrible accident de Staplehurst. Ce fut pour lui l'occasion, sinon l'origine, de souffrances nerveuses redoublées. Déjà avant cette date, il avait contracté une claudication du pied gauche, accompagnée de douleurs intenses.

Malheureusement les médecins se méprirent sur la nature de ce mal, qui était surtout symptomatique ; ils le crurent exclusivement local, et ne comprirent pas qu'il se liait à l'état général provenant de cette fatigue nerveuse permanente que Dickens, malgré les conseils redoublés de l'âge survenant (il passait la cinquantaine) avait persisté à s'imposer. Déjà la paralysie était à prévoir.

Dans le cours de sa troisième série de lectures, des symptômes assez clairs en ce sens se manifestent. Il écrit de Birmingham, après un grand succès devant un auditoire de 2,100 personnes (*Life,* t. V, p. 313) : « J'ai une douleur si violente au globe de l'œil gauche qu'il m'est difficile de rien faire, ayant été cahoté l'espace de cent milles depuis le déjeuner. Mon rhume ne va pas mieux, ni ma main. » Le pied *gauche,* l'œil *gauche,* la main *gauche* endoloris, le côté *gauche* du cœur plus faible ou plus irritable, cela en disait assez long.

Il est évident que la science devait dire au téméraire lecteur et voyageur : La mort à court terme est au bout de cette existence surmenée.

Dickens (cela est plus sûr encore) aurait dû se le dire à lui-même, car, symptôme remarquable et qui tenait à un état aggravé, plus s'éloignait l'accident de chemin de fer, plus il en ressentait l'effet dans l'agitation de ses nerfs.

On devait lui dire, ou il devait se dire : *Assez!* Il n'entendit pas ce mot, il ne se le dit pas à lui-même. Une force fatale le poussait. *Go ahead!* Marche, marche !

Il était sous le coup d'une attaque du mal sur son pied, la plus violente qu'il eût éprouvée encore, il luttait contre des tortures indescriptibles, à l'heure même où, sur des offres nouvelles, toujours plus tentantes, il se résolut au voyage d'Amérique.

Donc, avec un courage nouveau et qui va à la témérité, il traverse l'Atlantique. Ce voyage sera son plus grand triomphe, mais ce sera aussi un pas de plus vers la mort, un pas décisif. A l'arrivée, il était salué par une acclamation immense, résonnante, comme ces grands souffles qui passent parfois sur les savanes et inclinent les hautes herbes des prairies. Dans ce chœur prodigieux, j'aime à entendre se mêler la voix du grand poète Longfellow. Evangéline saluant la petite Nell, c'est touchant.

La première lecture eut lieu à Boston le 2 décembre 1867. Le succès se déclara immédiatement, et dépassa même les plus hautes espérances que Dickens avait pu concevoir. Mais immédiatement aussi, il put se dire que l'épreuve qu'il était venu affronter serait plus pénible et aurait un effet plus redoutable qu'il ne l'avait cru sur sa constitution déjà affaiblie. Dès les premiers jours, il comprit qu'il aurait à compter avec la rigueur de l'hiver, et surtout avec les brusques changements de température d'un jour à l'autre qui sont si désastreux.

A New-York, succès encore plus prodigieux qu'à Boston. Sous cette température glacée de décembre, les acheteurs, dès deux heures du matin, commencent à arriver à la porte du bureau de vente des billets et se rangent à la file dans la rue ; à cinq heures, il y a déjà deux lignes de 800 personnes chacune, d'Américains de toute condition ; à huit heures, plus de 5,000 personnes ; à neuf heures, chaque ligne de l'interminable file avait plus de trois quarts de mille de longueur.

Dès le 15 décembre, Dickens envoyait, en Angleterre, 75,000 francs : c'était le produit de cinq ou six lectures.

Dans la chaleur de la réception qui lui était faite, le grand romancier oubliait la fatigue à subir et dressait une longue liste des villes à satisfaire : dans la Nouvelle-Angleterre, entre Boston et New-York, Philadelphie ; au Sud, Baltimore et Washington ; à l'Ouest, Cincinnati, Pittsburg, Chicago et Saint-Louis ; vers le Niagara, Cleveland et Buffalo. Bientôt les pénalités commencent, sévères, menaçantes. Dès le 23 décembre, le voyageur a pris froid, il est en proie à la maladie ; un rhume ou catharre oppressif le

tient et ne le lâchera plus ; l'action du cœur est faible, et
cette faiblesse lui est fort pénible : après la lecture, il faut
le déposer sur un lit, sans force et dans un état de complète
dépression. Chaque jour, cependant, il se relève, et pour ce
seul instant de la lecture, il retrouve une voix et des forces
qui l'abandonnent après : merveilleux effet de la volonté,
bien digne d'observation pour la science.

A distance, spectateurs tranquilles, nous ne verrions volontiers que ces deux heures éclatantes du soir. Mais il ne
faut pas oublier qu'entre presque toutes ces soirées se place
un long et pénible voyage, accompli dans quelles conditions
déplorables, nous le savons par les lettres du puissant et in-
domptable lecteur. Il écrit à sa fille dont il a reçu une lettre
(26 décembre 1867)) : « J'avais bien besoin d'une lettre de
vous, car j'ai eu un froid horrible (les froids de l'Angleterre
ne sont rien comparés à ceux de ce pays), et j'ai été très-
misérable. C'est un mauvais pays que celui-ci, pour y
voyager et y être malade. Vous êtes avec une centaine de
personnes dans une voiture chauffée, au centre de laquelle
est un grand poêle, toutes les petites fenêtres fermées, le
cahotement indescriptible, l'atmosphère détestable, le
simple mouvement ordinaire presque insupportable. »

Le lendemain il ajoutait ces lignes à sa lettre : « J'ai pris
sur moi de lire hier soir ; mais c'est tout ce que j'ai pu faire.
Aujourd'hui je suis si malade que j'ai envoyé chercher un
médecin. Il me quitte et doute fort si je ne serai pas obligé
d'interrompre mes lectures pendant quelque temps. »

Il ne les interrompit pas pourtant, le courageux romancier, allant, à travers d'incroyables souffrances, de Philadelphie à Baltimore, de Baltimore à Washington, visitant le
président Johnson dans son cabinet, revenant dans le Nord,
visitant les frontières canadiennes, enveloppé dans des
tempêtes de neige, en détresse dans de vastes étendues de
pays inondé, emporté par des trains qui marchent lente-
ment dans l'eau, ne voyant à l'horizon que fermes noyées,

granges flottant à la dérive, villages abandonnés, ponts rompus, et toutes sortes de ruines.

Mais n'importe. Il arrive toujours à l'heure dite : le gaz est allumé, son fauteuil est prêt sur la plate-forme dressée, l'auditoire l'écoute avant qu'il ait parlé, il lit *Copperfield*, la mort de Paul Dombey, Sickles et Nancy, les *Carillons*, le Grillon. Il souffre cruellement de son pied, il boite, il ne mange point, il dort moins encore et seulement à force de laudanum ; mais par un suprème effort, il retrouve toujours la force nécessaire à ses deux heures de lecture.

Enfin, le 18 avril, New-York lui donnait son dîner public d'adieu, et dans la première semaine de mai 1868, il était en Angleterre.

Certes, jamais écrivain n'a mieux conquis le droit de se reposer. Cependant, à peine a-t-il mis le pied sur le sol anglais, que déjà il arrange le plan de nouvelles lectures, lectures d'adieu cette fois. Il devait recevoir 200,000 francs pour cent lectures, et alors il aurait touché en deux ans 33,000 livres (825,000 francs). L'Amérique seule, en quatre mois et demi, lui avait donné 500,000 francs. Il pouvait désormais pourvoir à l'avenir de ses nombreux enfants.

Mais ce voyage si fructueux d'Amérique avait pris beaucoup sur le fond de santé qui pouvait lui rester. L'œil perspicace de ses amis ne s'y trompa point ; il avait manifestement perdu de sa force, il avait dans sa démarche moins d'élasticité nerveuse, ses yeux avaient parfois moins de leur éclat accoutumé. Un jour, dans les rues de Londres, allant dîner chez M. Forster, un trouble visuel lui survint, il ne distinguait plus que la moitié — la moitié à droite — des lettres formant le nom des marchands au-dessus des boutiques. De plus, en Amérique, son pied droit s'était pris après le gauche.

La paralysie avançait.

Tout cela cependant disparaissait chez lui quand il fallait

agir. C'était un danger de plus, car cette force retrouvée au besoin et tout à coup lui faisait oublier le péril latent.

En octobre 1868, malgré tous les avertissements internes, il commence sa dernière série de lectures, et il y va de grand cœur toujours. Mais bientôt ses médecins, sir Henry Thompson et M. Carr Beard, sont obligés de l'arrêter à la veille du départ pour Edimbourg. Deux ou trois jours de repos lui rendent quelque force, et il part pour l'Ecosse. A Edimbourg, il consulte la grande autorité médicale, M. Syme, qui déclare que la douleur du pied est purement locale, et s'indigne contre sir Henry qui a parlé de la goutte. Que ne puis-je mettre cette scène sous vos yeux et vous faire entendre le dialogue échangé. Mais ce dialogue qui a toute sa valeur, relevé par le dialecte écossais que parle le grand médecin, perdrait toute sa physionomie, traduit en français ; car, de l'imiter en patoisant, il n'y faut pas songer, ce serait de la rusticité inacceptable : cela aurait un air de caricature.

Il lit à Edimbourg, à Preston, un peu partout. Il est brisé, mais il va toujours « *blessé, mais vivant,* » suivant une devise que j'ai lue bien des fois sur des lettres amies. A Chester, il se sent si fort atteint, que M. Beard, sur les symptômes qu'il lui a mandés, accourt, arrête le cours des lectures, et ramène d'autorité son patient à Londres.

M. Carr Beard, à Londres, appelle en consultation sir Thomas Watson, et cette fois les deux autorités scientifiques prenant en considération les étourdissements qui fatiguent le malade, la tendance qu'il éprouve à se porter en arrière et à tourner sur lui-même, les mouvements involontaires qu'il fait, la difficulté qu'il remarque et qu'il a, en effet, de diriger sa main vers le point précis où est un objet sur une table, et surtout d'élever ses bras vers sa tête, le cœur battant un peu trop fort, les mots qui échappent parfois à sa mémoire ou se présentent mal à propos et dans un sens qui n'est pas le leur, les deux médecins, cette fois, n'hésitent

pas à prononcer le mot de paralysie menaçante, et même
d'apoplexie. Ils durent interdire formellement les lectures
qui avaient déjà fait tant de mal et qui faisaient présager un
dénoûment fatal.

C'était vers le 23 avril 1869. Sir Thomas, en écrivant ces
détails à M. Forster, ne se rappelait pas exactement la date.

En octobre, Dickens, sur qui pesaient comme un chagrin,
presque comme un remords, les engagements qu'il n'avait
pu remplir, s'adresse à sir Thomas Watson, lui demandant
de lever l'interdiction qu'il a prononcée six mois auparavant; et sir Thomas, quoique à regret, autorise une douzaine
de lectures, en recommandant de grandes précautions, en in-
terdisant sur toutes choses les voyages en chemin de fer. Il
ajoute cette sage parole, que les médecins disent quelquefois,
mais que les malades ne méditent pas assez : « Il se peut,
dit le savant à Dickens, que vous nous ayez crus trop absolus
quand, au mois d'avril, nous vous avons prescrit le repos du
corps et celui de l'esprit; écoutez cette remarque qui se
rencontre quelque part, dans un des voyages du capitaine
Cook. Les mesures préventives sont toujours mal venues,
car lorsqu'elles ont plein succès, on croit toujours qu'elles
n'étaient pas nécessaires. »

Ces lectures d'ailleurs durent être différées jusqu'aux
premiers mois de 1870. Dans l'intervalle, Dickens, dans sa
belle maison de Gadshill, jouit de la société de ses amis, il
reçoit le poète Longfellow, il écrit son roman d'*Edwin
Drood,* un livre qui devait rester inachevé. Il lit à ses amis
des chapitres de ce dernier roman, où il reste lui-même et
met la marque de son génie.

Cependant il souffrait toujours du pied gauche, de la
main gauche; le toucher et la marche demeuraient incer-
tains; à ces symptômes enfin s'était jointe une antipathie in-
surmontable pour tout voyage en chemin de fer : les effets
nerveux de l'accident de 1865 avaient été toujours en se
développant.

Quoi qu'il en fût, le mois de janvier arrivé (1870), il résolut de dégager sa parole en donnant les douze lectures pro-
mises.

Elles eurent lieu en effet dans Saint-James'Hall. Mémo-
rables soirées, fatales soirées, où devant un auditoire aussi
nombreux que sympathique, le lecteur dut faire des efforts
considérables de voix, d'intelligence et de passion.

Le sens du danger encouru, sans se manifester autre-
ment, se révéla pourtant par la présence jugée nécessaire
de M. Beard, le médecin ami, qui a constaté en quelque
sorte, minute par minute, les effets physiologiques de cet
effort violent. On a les notes de M. Beard à ce sujet, et c'est
ici que la question médicale se dégage avec une clarté redoutable. Vous savez tous que le pouls à l'état normal, chez
l'adulte, donne 60 à 70 pulsations par minute. Les émotions, les efforts, la tension physique, sans parler de la maladie, le modifient dans des proportions plus ou moins
sensibles. Le pouls ordinaire, chez Dickens, donnait 72 pulsations ; dès la première soirée (*Copperfield*) il était à 96 ;
après la seconde (*le Docteur Marigold*) il montait à 99 ; le
vendredi 21 janvier (*Sikes et Nancy*) il monta de 80 à
112, et le 1ᵉʳ février (seconde lecture de ce même épi-
sode d'*Olivier Twist*) ce pouls fébrile alla jusqu'à 118,
puis, dans d'autres lectures de ces mêmes scènes, à 120 et
124. Durant les six dernières lectures, le pouls du lecteur
entrant dans la salle passait plus d'une fois cent pulsations,
jamais inférieur à 84 ; et ce qui montre jusqu'à l'évidence
l'état de fièvre et de malaise toujours croissant, le dernier
soir, quand il entra dans la salle, son pouls, qui était à 108
tout d'abord, n'avait que deux pulsations de plus après la
lecture (*Christmas Carol,* suivi du *Procès de Pickwick*).

Pour vous donner quelque idée de l'état fiévreux et nerveux où devait se trouver le grand lecteur en ces soirées
triomphantes et meurtrières, je ferai un rapprochement.
Vous avez tous entendu parler du capitaine Boyton, ce cou-

rageux Américain qui a fait, dans la mer ou dans les fleuves, plusieurs traversées périlleuses, ou tout au moins pénibles, pour expérimenter un appareil destiné à sauver les naufragés des dangers de la submersion. Le 1er juin dernier, le capitaine Boyton se mettait à la mer au cap Gris-Nez en Bretagne, et revêtu de son appareil, traversait la Manche jusqu'à Folkstone, qui fait partie de la côte du Kent, très-agitée, très-dangereuse. Après cette traversée de France en Angleterre, par une mer de tourmente et sous l'orage, après être resté dans les flots ou sous les flots depuis quatre heures et demie de l'après-midi jusqu'à deux heures trente-huit minutes du matin, heure où il abordait à Folkstone, aux acclamations de dix mille personnes, son pouls donnait 71 pulsations. Soixante-et-onze pulsations après un effort physique considérable et prolongé, et sans doute accompagné de quelque émotion morale, ne fût-ce que celle que peut faire naître l'attente du succès ou de l'insuccès quand la foule vous suit des yeux. Jugez, par comparaison, de l'état fébrile où devait être arrivé le romancier passant en quelques minutes de 71, puis bientôt de 84 pulsations à 124 !

Telles furent les observations du médecin attentif, assidu près du lecteur. Hélas! sur cette plate-forme de la salle Saint-James, à côté de l'homme de science était assis un autre spectateur, un assistant sévère, invisible à la foule, mais que le médecin dut apercevoir souvent, que Dickens lui-même dut entrevoir par instants : pendant que M. Beard comptait les secondes, il comptait les heures, lui, ce surveillant redoutable : c'est la mort que je veux dire. — On remarqua que, durant ces douze lectures finales, il y avait dans le son de voix et dans toute la manière d'être du grand romancier comme une calme tristesse d'adieu.

Quand il quitta cette salle, trois mois seulement le séparaient de sa fin, et pas un jour de ces trois mois ne se passa sans qu'on remarquât quelque effet de l'excitation désastreuse révélée par les notes de M. Beard.

Le 30 mai, Dickens était rentré dans la paix de son Gadshill, voulant donner tous ses instants à son roman d'*Edwin Drood,* et le 9 juin, M. Forster, son ami, qui allait être son biographe, recevait un télégramme annonçant la mort du grand romancier. La veille, le 8 juin au soir, en se mettant à table, il avait été frappé, il était tombé sans voix et sans mouvement dans les bras de sa belle-sœur, la dévouée miss Hogarth (depuis 1857 sa femme n'était plus près de lui, une séparation étant intervenue). Au bout de quelques heures, il était mort. Cette plume éloquente était brisée, cette voix puissante était éteinte.

Messieurs, le pouls des hommes de lettres de notre temps, poètes et romanciers, bat trop fort et trop fréquemment. Ainsi ne battait pas le pouls de Racine à *Phèdre* et à *Andromaque,* le pouls de Corneille à *Cinna,* de Molière au Misanthrope. Le pouls de Voltaire à *Irène* bat trop fort, mais le triomphateur à 84 ans n'a plus à ménager le trésor de ses jours épuisés par tant de travaux. Il ne bat pas trop fort le pouls de Milton composant le *Paradis perdu.* Et le calme Shakspeare, qui jette à la foule presque comme des choses indifférentes, ses *Hamlet*, ses *Roméo,* ses *Macbeth* et ses *Jules César,* et qui, retiré à Stratford-sur-Avon, ne recueille pas même ses immortels drames ! Et Pope à Twickenham, et Scott à Abbotsford. Leur pouls est tranquille. A notre temps, si avide d'excitants, il était réservé de créer ces vies diversement fougueuses de Balzac en France, de Dickens en Angleterre, de faire de la fièvre un élément de succès, du sang surchauffé une condition du triomphe, d'introduire l'hypertrophie du cœur, la paralysie prématurée, le ramollissement du cerveau, les souffrances nerveuses, intenses, dans le cabinet des hommes de lettres.

Vous le voyez, Messieurs, victimes, toujours victimes. Johnson va vendre, moyennant vingt livres, le *Ministre de Wakefield* pour tirer de prison l'auteur du délicieux chef-d'œuvre ; Dickens meurt laissant deux millions de fortune, mais enseveli sous les guinées ; André Chénier meurt à trente et un ans sur un injuste échafaud, inconnu et ne soupçonnant pas l'avenir de sa gloire. Victimes, toujours victimes !

Il est beau du moins d'avoir consolé et charmé des milliers d'êtres humains, d'avoir fait battre, comme Dickens, des milliers de cœurs pour le beau et pour le bien.

Troyes, le 18 juin 1875.

Extrait des Mémoires de la Société Académique de l'Aube, tome XL — 1876.